DES

RÉSULTATS ÉLOIGNÉS

du traitement

DE CERTAINS FIBROMES UTÉRINS

PAR LES

CRAYONS AU CHLORURE DE ZINC

PAR

Le Dr Michel CANTAS

Ancien Externe des Hôpitaux de Lyon

et de la Clinique des maladies des femmes

LYON

IMPRIMERIE DES FACULTÉS

20, rue Cavenne, 20

1896

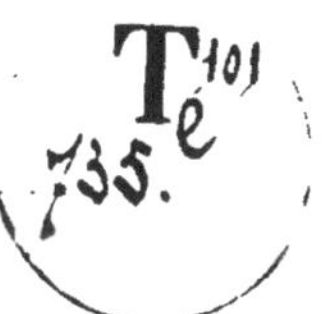

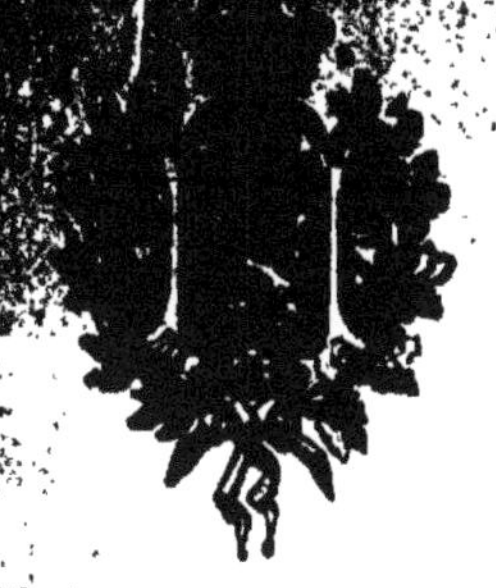

DES

RÉSULTATS ÉLOIGNÉS

du traitement

DE CERTAINS FIBROMES UTÉRINS

PAR LES

CRAYONS AU CHLORURE DE ZINC

PAR

Le Dr Michel CANTAS

Ancien Externe des Hôpitaux de Lyon

et de la Clinique des maladies des femmes

LYON

IMPRIMERIE DES FACULTÉS

20, rue Cavenne, 20

1896

INTRODUCTION

La chirurgie abdominale, depuis un certain nombre d'années, a fait sans conteste des progrès très sérieux, mais cependant la cure radicale des tumeurs fibreuses de l'utérus par l'hysterectomie, la castration, la myomectomie, etc., est une intervention grave et dont le succès est loin d'être toujours assuré.

Aussi depuis longtemps les chirurgiens discutent-ils la valeur thérapeutique des différents procédés, les uns presque toujours partisans de l'intervention sanglante, les autres au contraire de l'intervention palliative.

Ne voit-on pas Lawson-Tait, professeur de gynécologie à Quécas, collège de Birmingham, rejeter d'une façon absolument systématique le traitement palliatif des fibrômes ? C'est là, pensons-nous, une question de tempérament chirurgical et qu'il faut avant tout savoir être éclectique.

Kœberlé au Congrès de chirurgie de Paris, en 93, disait que malgré ces nombreux travaux, la question en était toujours au même point.

Pour nous, nous pensons qu'elle a fait un pas en avant, avec le nouveau procédé de traitement chirurgical des fibrômes, que notre Maître M. le Professeur Laroyenne a désigné sous le nom de : *Marsupialisation du moignon des fibrômes utérins dans l'hysterectomie abdominale* (1). Mais il n'en reste pas moins vrai que le traitement palliatif est encore souvent indiqué.

Lorsque nous avons eu l'honneur d'être l'externe de M. le Professeur Laroyenne, nous avons été frappé des heureux résultats que donnait la méthode des crayons au chlorure de zinc dans certains fibrômes utérins.

Cette méthode avait déjà tellement frappé en 1893, lors de son passage comme interne dans le service, M. le docteur Repelin, aujourd'hui aide de clinique, qu'il en fit alors le sujet de sa thèse inaugurale.

Son travail porta sur les résultats immédiats, et nous le dirons tout de suite, ces résultats furent tels, qu'on pouvait dès lors augurer, s'ils se main-

---

(1) *Lyon Médical* — Mai 1895.

tenaient, que cette méthode devait devenir un jour *une méthode de choix.*

C'est ce que nous avons voulu démontrer, en prenant comme sujet de notre thèse inaugurale, sur les conseils de M. le Professeur agrégé Condamin :

Les Résultats éloignés dans le traitement des fibrômes utérins par les crayons au chlorure de zinc.

Avant d'aller plus loin, nous tenons à faire observe. le nombre restreint d'observations que nous avançons, vu le nombre considérable de malades traités à la clinique de M. Laroyenne.

C'est là une objection, que certes ne manqueront pas de nous faire ceux qui sont à l'affût des nouvelles méthodes, qui pourraient porter atteinte à la leur, mais qui n'aura aucune valeur pour quiconque aura fait un travail sur *des résultats éloignés.*

Nous avons en effet écrit sans les choisir, à soixante malades traitées à la clinique de M. le Professeur Laroyenne.

Quinze seulement ont répondu à notre appel. Ce sont celles dont nous avançons les observations.

Quinze lettres nous sont revenues avec la mention : parties sans adresse connue.

Quant aux autres, disséminées dans les départements voisins, elles nous ont répondu qu'étant en bonne santé, elles ne voyaient pas la nécessité de faire des frais de voyage pour venir supporter les ennuis d'une simple visite gynécologique.

En publiant ce modeste travail nous n'avons qu'un but : *C'est d'arriver à la vulgarisation d'une méthode, qui par sa simplicité et les nombreux avantages qu'elle présente en font à l'heure actuelle une méthode de choix.*

Nous avons divisé notre sujet en cinq chapitres.

Le premier chapitre a trait aux considérations générales sur le procédé de M. Laroyenne.

Le deuxième traite des indications de la méthode.

Le troisième donne la description du manuel opératoire.

Le quatrième donne les résultats éloignés.

Le cinquième met en parallèle les différents procédés palliatifs à l'heure actuelle en usage, met en lumière les avantages de la méthode tout en indiquant ses inconvénients.

Arrivé au terme de nos études médicales, il nous est un devoir agréable de nous rappeler tous les maîtres qui se sont intéressés à nous.

Nous remercions d'abord M. le Professeur Laroyenne d'avoir bien voulu accepter la présidence de notre thèse. Un semestre passé auprès de lui comme externe nous a permis de profiter de son enseignement qui nous sera si précieux.

M. le Professeur agrégé Condamin nous a témoigné un intérêt et une bienveillance dont nous sommes vivement touché.

Nous rappellerons toujours avec plaisir l'année entière passée à l'Hôtel-Dieu dans le service de M. le Professeur M. Pollosson.

Son enseignement au lit du malade, ses cours de médecine opératoire, seront pour nous un guide précieux pour notre avenir.

Nous savons la bienveillance qu'a toujours eue pour

nous, notre Maître, M. le docteur Chappet, médecin des hôpitaux.

C'est avec plaisir que nous saisissons cette occasion de l'en remercier et de lui en témoigner notre vive gratitude.

M. le docteur Repelin, aide de clinique, a bien voulu nous guider, en partie, dans ce modeste travail. Nous avons souvent mis à contribution son bon vouloir et sa science, qu'il reçoive ici l'expression de nos sentiments respectueux et dévoués.

Mais nous avons encore d'autres dettes de reconnaissance.

Dès le début de nos études médicales, nous avons trouvé, auprès de M. le docteur Artaud, une sollicitude et une bienveillance dont il ne s'est jamais départi.

Qu'il nous soit permis de lui en témoigner notre vif attachement et notre inaltérable reconnaissance.

M. le Professeur agrégé Devic a aussi droit à notre reconnaissance; qu'il nous permette de lui présenter l'expression de nos sentiments respectueux.

Enfin, merci à MM. les docteurs Martel et Bargeon, pour l'intérêt qu'ils nous ont porté pendant nos conférences d'externat et d'internat, merci à tous ceux qui, de près ou de loin, se sont intéressés à nous.

DES

RÉSULTATS ÉLOIGNÉS DU TRAITEMENT

DE CERTAINS

FIBROMES UTÉRINS

PAR LES

CRAYONS AU CHLORURE DE ZINC

CHAPITRE PREMIER

Considérations générales sur le traitement de certains fibrômes utérins par les crayons au chlorure de zinc

Si l'on examine attentivement les différents traitements médicaux employés pour combattre les symptômes des fibrômes utérins, on s'aperçoit que petit à petit ils ont été pour la plupart délaissés. Seule l'électrothérapie a donné quelques résultats entre les mains de quelques chirurgiens (1), le plus grand nombre d'entre eux ayant échoué.

---

(1) Bergonié et André Boursier, de Bordeaux. — Congrès francais de chirurgie. 93.
Dr Mally. — Annales de gynécologie. Octobre 93.

Nicaise, Terrillon et Bouilly mettent l'électricité au niveau des petits remèdes employés contre les fibrômes (curetage, dilatation du col). D'après Bouilly même ces bienfaits sont peut-être dus à la coïncidence avec une amélioration passagère; ils ne seraient d'ailleurs que de courte durée.

Polaillon refuse toute valeur au traitement.

On voit par ce léger aperçu quelle est l'incertitude du traitement électrique.

Entre les mains de M. le Professeur Laroyenne, l'électrothérapie n'a donné que peu de résultats.

En dépit de toutes les précautions dont il s'entourait, la symptomatologie des fibrômes recommençait quelque temps après la cessation du traitement.

Actuellement, n'attache-t-on pour ainsi dire d'importance sérieuse qu'au traitement chirurgical proprement dit :

Les hysterectomies, la castration, les myectomies sont seules employées. Mais malgré tous les perfectionnements apportés, *(et la nouvelle méthode que notre Maître a intitulée : Marsupialisation du moignon des fibrômes utérins dans l'hystérectomie abdominale (1) n'en est pas un des moins importants)*, l'extirpation des fibrômes utérins n'en reste pas moins une opération grave dont le succès est loin d'être toujours assuré.

Certes, il existe bien des cas où la cure radicale s'impose d'elle-même, mais le plus souvent les fi-

(1) *Laroyenne, loc. cit.*

brômes utérins sont susceptibles d'un traitement palliatif.

Ils constituent en effet, pour la plupart, des tumeurs bénignes dont l'issue est généralement sans conséquences fatales.

Aussi, pensons-nous qu'avec un procédé capable d'enrayer la symptomatologie de la tumeur on peut fort bien guérir la malade tout en laissant subsister le corps du délit.

Les hémorrhagies, l'hydrorrhée, les légères douleurs et les légers troubles de compression (troubles urinaires et de la défécation) peuvent en effet disparaître, sous l'influence d'un traitement palliatif, et permettre à la malade d'attendre la ménopause tout en évitant les risques d'une grande opération.

Nous disons troubles légers de compression, légères douleurs, car dans les cas où ces symptômes sont accentués, par le fait du volume même de la tumeur, le traitement que nous préconisons ne peut pas suffisamment les améliorer pour pouvoir lutter avec avantage contre le traitement chirurgical.

Comme on le voit, ce traitement a toute sa raison d'être, puisqu'il repose sur une idée aujourd'hui généralement admise : *la régression des tumeurs fibreuses de l'utérus à partir de la ménopause.*

On pourrait bien nous objecter que dans certains cas la régression de la tumeur fibreuse n'a pas lieu, que celle-ci continue à s'accroître après la ménopause, quelquefois même les symptômes ne se manifestent qu'après.

Certes, cela est vrai, mais ce n'est point une raison pour faire des exceptions une règle générale.

Si cela était, quelle serait le but de l'opération de Hégar, sinon la régression de la tumeur par une ménopause anticipée ? Et cependant la castration ovarienne est bien admise.

Il nous reste encore une question à résoudre : c'est de savoir dans quels cas doit être employé le procédé de M. Laroyenne.

Dans un certain nombre de cas, il est évident que l'intervention chirurgicale doit être indiquée, mais sans aller aussi loin que Güsserow (1) qui indique l'ablation totale du fibromyome comme thérapeutique toujours à suivre, nous pouvons nous ranger à l'avis de Delbet (2) pour lequel la simple possibilité de l'ablation du fibrôme n'est pas toujours une indication opératoire formelle.

En effet, toutes les fois que la malade approche de la ménopause, le procédé de M. Laroyenne semble bien indiqué, puisqu'il ne s'agit en somme que d'enrayer les symptômes spéciaux jusqu'à cette époque, ou la régression de la tumeur peut se produire.

D'ailleurs, un échec dans le traitement palliatif n'offrirait pas un grand inconvénient, vu que l'opération est toujours ultérieurement possible.

Quant à savoir comment agissent les crayons au chlorure de zinc, pourquoi agissent-ils mieux que les autres caustiques, sulfate de cuivre, nitrate d'argent, etc..,

---

(1) Güsserow. — Deutsch., Chir. Lief, LVII, p. 28.

(2) Delbet. — Traité de Chirurgie de Duplay et Reclus. Tome VIII.

que le curettage suivi d'une cautérisation avec une solution de chlorure de zinc, que l'électricité ? Ce sont là des questions auxquelles il est bien difficile de répondre. Si nous admettons avec J. Heitzmann (1) que les hémorrhagies sont dues toujours à l'endométrite hémorrhagique à forme hypertrophique diffuse, et tel est également l'avis de Coe (2), de Winckel, de Walton, de Max Runge (3) qui pratiquent en pareil cas le curettage de la muqueuse utérine, on comprend fort bien que le crayon au chlorure de zinc agisse en détruisant les fongosités.

Quant à la persistance des résultats, nous croyons qu'ils s'expliquent non seulement par l'intensité de la cautérisation, car certes, il existe bien des caustiques aussi puissants, mais encore par l'antisepsie parfaite fournie par ces crayons, jointe à une cautérisation absolument régulière due à leur *non diffusibilité*.

On peut se rendre compte de cette cautérisation régulière par l'examen des eschares éliminées le 10 ou 12me jour après l'application du crayon et qui ont exactement la forme de la cavité utérine jusqu'au niveau de l'orifice interne, non compris cet orifice.

Comme on le verra dans la description du procédé, l'opération est très simple, ne nécessite au besoin aucun outillage spécial et est par suite à la

---

(1) Pichevin. — Valeur de quelques méthodes employées dans le traitement des fibrômes utérins. Gaz des hopit. 1890.

(2) Coe. — Mec. Record. c. XXXV. p. 99. — 1888.

(3) Max Rung. — Arch. f. gyn. — 1889, t. XXXIV.

portée de tout praticien, contrairement au procédé électrothérapique qui nécessite un outillage et des appareils beaucoup plus compliqués.

Certes, une seule séance est rarement suffisante et l'intervention doit être souvent répétée deux ou trois fois. Mais que sont-ce ces deux ou trois interventions aussi simples à côté des séances multiples de la méthode électrothérapique?

Que sont ces quelques interventions à côté de la cure radicale dont les résultats sont incertains?

Le traitement chirurgical, en effet, n'est pas toujours sans offrir de réels dangers, car on peut dire qu'avant la laparatomie, il est difficile de prévoir les différentes complications qui peuvent se présenter au cours de l'opération et qui souvent font modifier le procédé opératoire dans le cours de l'intervention.

En effet, si nous cherchons à établir, d'après les statistiques récentes, la mortalité dans les interventions chirurgicales, nous trouvons dans le dernier *traité de gynécologie* de Pozzi (1), qui emprunte sa première série à Paul Wehmer (2), une mortalité de 28,2 pour 100 pour l'hystérotomie (méthode intra-péritonéale), et de 24 pour 100 pour l'hystérotomie (méthode extra-péritonéale).

Zweifel (3) parmi les chirurgiens allemands accuse

---

(1) Pozzi. Traité de gynécologie p 337.

(2) P. Wehmer. — Breitag zur myomectomie une castration bei fibromen (Zeitschr f. geb. und gyné, 1887).

(3) Zweifel. — Die Stielbehandlung bei Myomectomie, 1888.

une mortalité de 22,3 pour 100 pour la méthode extra-péritonéale et 32,7 pour 100 pour la méthode intra-péritonéale.

Péan, *dans le dernier congrès de chirurgie tenu à Paris, au mois d'octobre,* accuse dans sa pratique cent-treize guérisons contre sept morts, soit une mortalité d'environ 6,19 pour 100.

Richelot, toujours dans *le même congrès* accuse deux morts sur trentre-trois hystérectomies vaginales pour fibrôme, soit une mortalité d'environ 6,06 pour 100.

Il est vrai de dire que notre Maître, M. Laroyenne, dans son nouveau procédé de *traitement des fibrômes utérins par la marsupialisation du moignon* (1) a eu dans six cas consécutifs six guérisons.

Comme on le voit, les stastistiques accusent une mortalité assez élevée, et en somme depuis l'apparition des opérations radicales, il meurt encore, en ce moment, beaucoup plus de malades des suites opératoires qu'il n'en mourait des complications mêmes de la tumeur.

Au contraire, en employant le traitement par les crayons au chlorure de zinc, on n'expose la malade à aucun danger sérieux, et on arrive tout aussi bien à la guérison, quoique par un procédé moins radical.

---

(1) *Laroyenne. — loc. cit.*

CHAPITRE II

Indications de la méthode

La plupart des fibrômes passent au début le plus souvent inaperçus et seule leur symptomatologie, c'est-à-dire les hémorrhagies, l'hydrorrhée, les douleurs et les troubles de compression, attirent l'attention des malades.

Parmi ces symptômes, les deux premiers surtout, l'hémorrhagie et l'hydrorrhée sont les plus fréquents.

Les hémorrhagies tiennent même le premier rang et déterminent parfois un état d'anémie tel que par ce seul fait toute intervention radicale est alors contre-indiquée.

Comme nous l'avons dit au chapitre précédent, les

hémorrhagies sont toujours dues à une altération de la muqueuse.

Ceci explique l'action efficace d'une application médicamenteuse directe contre les hémorrhagies, soit en modifiant la circulation de la muqueuse, soit suivant les cas en la détruisant plus ou moins complètement.

C'est en agissant de la même façon que le procédé de M. Laroyenne modifie l'hydrorrhée et les pertes aqueuses.

Quoique la méthode de notre Maître ne soit pas spécialement applicable aux douleurs, elles ont presque toujours cédé au traitement et les quelques cas rebelles ont toujours été considérablement améliorés.

En effet, dans les quelques jours qui suivent l'application des crayons au chlorure de zinc qui ont amené la cessation des hémorrhagies, il semble que la tumeur devient *plus dure, plus tendue.*

Il se produirait en effet une sorte de congestion sanguine, laquelle disparaissant au bout de quelque temps amènerait le ramollissement de la tumeur et sa diminution de volume.

Ce ramollissement et cette régression permettraient de comprendre l'heureuse influence de la méthode sur les douleurs et sur les troubles de compression quand ces symptômes ne sont pas trop accentués.

C'est donc aux hémorrhagies, à l'hydrorrhée, aux légères douleurs et aux légers troubles de compression que s'adresse la méthode de M. Laroyenne. L'intensité des deux premiers symptômes n'est nulle ment une contre-indication, seules les trop vives douleurs et les troubles accentués de compression ne lui permettent pas de lutter avec le traitement chirurgical.

Tels sont les symptômes que permet de combattre la méthode; mais est-elle applicable à toutes les variétés de fibrômes?

Quels sont les cas où elle est plus spécialement indiquée?

Telles sont les questions que nous allons nous efforcer de résoudre.

Puisque nous avons admis, et nous en sommes convaincus, la régression des fibrômes de l utérus après la ménopause il est de toute évidence que la méthode est particulièrement applicable à toute femme ayant un fibrôme *au voisinage de la ménopause,* c'est-à-dire entre 40 et 50 ans.

Faut-il pour cela rejeter l'emploi des crayons au chlorure de zinc chez des femmes plus jeunes, nous ne le pensons pas, car la méthode bien appliquée ne donne *jamais* lieu à des accidents graves dont le principal serait *l'atrésie de l'orifice interne.* Quant aux femmes ayant dépassé l'âge de la ménopause, le traitement pourra être employé sans crainte puisque l'atrésie elle-même, aurait-elle lieu, qu'elle ne présenterait aucun inconvénient.

Une deuxième indication à l'emploi de la méthode de M. Laroyenne est fournie par l'état général, car la malade se trouve quelquefois dans un état d'anémie et de faiblesse tels qu'ils contre-indiquent toute intervention radicale.

La cautérisation avec les crayons au chlorure de zinc, en supprimant les différents symptômes signalés, permettra d'attendre l'amélioration de l'état général de la malade, qui pourra alors supporter avec plus de chance de succès l'intervention chirurgicale, d'autant plus que l'asepsie de la cavité utérine produite par le crayon, diminue les chances d'infection.

Une troisième indication est que le col soit dilatable, pour la mise d'un crayon, et que la cavité utérine ne soit pas trop distendue, car en pareil cas, la cautérisation se fait d'une manière irrégulière sur toute l'étendue de la cavité utérine.

Il nous reste maintenant un dernier point à discuter. Quelles sont les formes de fibrômes utérins susceptibles d'être traitées par les crayons au chlorure de zinc? Nous répondrons que toutes les fois qu'un fibrôme ne manifeste sa présence que par des hémorrhagies, de l'hydrorrhée, de légères douleurs et de légers troubles de compression, la méthode doit toujours être employée quelle que soit la variété de fibrôme auquel on a affaire.

Nous ne ferons qu'une exception, pour les fibrômes sous-muqueux susceptibles d'être enlevés par la méthode de Péan, *et pour les fibrômes par trop volumineux et dont la cavité utérine est par trop agrandie.* — Quand la tumeur est si petite, que le diagnostic de fibrôme est hésitant, on peut encore appliquer la méthode car on peut espérer, en prenant le fibrôme à son début, modifier heureusement son évolution ultérieure.

Cependant, si les différents symptômes des fibrômes utérins continuaient à se manifester, malgré notre intervention on serait toujours à temps d'intervenir chirurgicalement, la méthode permettant du reste à certaines malades affaiblies de remonter leur état général et d'être par cela même dans de meilleures conditions opératoires.

CHAPITRE III

Manuel opératoire

Depuis la publication de la thèse de M. le docteur Repelin, (en Novembre 1893), le manuel opératoire qui y est longuement décrit n'a subit aucune modification.

Mais comme le succès de la méthode dépend uniquement de son exécution « stricte et parfaite » et que tous les temps de l'opération sont d'une importance capitale nous ne ferons que reproduire la description que M. le docteur Repelin en a fait dans sa thèse inaugurale.

Les crayons dont on se sert ne sont autres que ceux employés par Dumontpallier (1) dans le traite-

(1) Dumontpallier. — Traitement local de l'endométrite chronique. — *Gazette des Hôpitaux*, 1889.

ment des métrites fongueuses, mais appliqués suivant des règles spéciales, avec des précautions minutieuses, et dans un but différent. Ils ont de plus une certaine flexibilité, une longueur et une grosseur variable suivant les cas. Ils se composent de deux ou trois parties de farine de seigle contre une partie de chlorure de zinc.

Quant à l'opération, elle peut être divisée en trois temps :

Les voici, du reste, tels qu'ils ont été décrits dans la thèse du docteur Repelin :

« Tout d'abord on devra désinfecter soigneusement la vulve, le vagin et le col utérin, comme si l'on devait entreprendre une opération chirurgicale. La malade étant alors placée dans la position obstétricale, ordinairement non anesthésiée, car l'opération est pour ainsi dire indolore, on pratique le cathétérisme de la cavité utérine, de manière à se rendre compte de la direction et de la longueur du canal de l'utérus. Ceci fait, on commence la dilatation du col, de façon à permettre l'introduction d'une sonde intra-utérine destinée au lavage antiseptique de la cavité de l'utérus. M. le professeur Laroyenne fait toujours dans ces circonstances la dilatation extemporanée avec les bougies de Hégar, préférable aux tiges de laminaire qui provoquent le ramollissement du col et exposent beaucoup plus à l'infection.

« La dilatation, pour être parfaite, doit être pratiquée *assez lentement* pour ne pas provoquer d'hémorrhagie qui gênerait l'action du caustique en neutralisant son effet, et elle doit être portée suffisamment loin pour laisser pénétrer facilement la sonde intra-utérine. Une dilatation insuffisante rend en effet bien difficile l'introduction du crayon caustique dans la cavité utérine qui très souvent se resserre. Il suffit en général d'avoir franchi les numéros 25 et 28 de la série de Hégar à travers le col et l'orifice interne. Toutefois il est bon de dire qu'il n'est pas nécessaire de pousser les dilatateurs au-delà de l'orifice interne, mais qu'il faut au contraire s'arrêter lorsqu'on sent que l'isthme est franchi ; de cette façon on ne s'expose pas à blesser la muqueuse de la cavité utérine, et, par suite, on risque beaucoup moins d'avoir une hémorrhagie, toujours nuisible au point de vue de la cautérisation. Enfin, il est nécessaire de bien tenir le col avec une pince fixatrice, ce qui rend l'opération excessivement facile.

« La dilatation effectuée, on fait un lavage avec la sonde à double courant, et on dessèche rapidement la cavité utérine à l'aide d'un porte-coton qu'on laisse même quelques secondes en place si par hasard on a la moindre hémorrhagie.

« Le temps le plus difficile de l'opération, celui duquel dépend pour ainsi dire tout le succès de l'intervention et l'absence de toute complication, est sans contredit celui de *l'introduction du crayon dans la cavité utérine*. En effet, pour que la cautérisation soit efficace et qu'elle n'expose pas plus tard la malade à certaines complications comme la sténose ou l'atrésie du col, il faut que le crayon soit placé *au-dessus de l'orifice interne* et non dans la cavité cervicale. La longueur du crayon doit être exactement calculée, et il faut qu'une fois placé, en retirant l'instrument qui le porte, on ne fasse pas glisser le caustique dans le canal cervical, ni même au niveau de l'orifice interne. »

« Lorsque la cavité utérine est petite, que sa direction n'est pas déviée, on peut placer un spéculum et par ce moyen porter avec une pince le caustique directement dans la cavité du corps de l'utérus. Ce procédé ne réussit pas toujours, on peut alors avec une pince très étroite saisir le crayon par son extrémité qui doit arriver en contact avec le fond, et en se guidant sur le doigt et se rappelant la direction du trajet porter rapidement et sans hésitation le caustique au fond de l'utérus. Il ne faut aucune hésitation, si l'on va lentement l'action du crayon commence à se faire sentir sur l'orifice interne qui se contracte immédiatement, et par suite on est obligé d'avoir recours à une nouvelle dilatation, car le crayon se courbe et l'opération est manquée. Dans d'autres circonstances, M. Laroyenne s'est servi d'un porte-coton à l'extrémité duquel était fixé un crayon de chlorure de zinc, et le tout une fois introduit on laissait à demeure le crayon et l'instrument jusqu'à ce que l'effet de la cautérisation fût produit.

« Tous ces moyens ont été abandonnés à la clinique gynécologique et ont été remplacés avantageusement par un instrument spécial construit suivant les données de M. le professeur Laroyenne ; *c'est un porte-caustique* qui semble bien remplir les conditions voulues, c'est-à-dire qui permet une introduction facile et rapide du crayon. Voici en quoi consiste cet instrument : il se compose d'un tube métallique et d'un mandrin destiné à pousser le crayon placé dans le tube; il présente une longueur analogue à celle d'un hystéromètre et une légère courbure à son extrémité. Le mandrin, pour pouvoir parcourir facilement le tube dans toute sa longueur, est aplati dans son tiers antérieur, de manière à se prêter à la courbure de l'extrémité du tube; la figure ci-jointe en donne du reste une idée suffisamment juste.

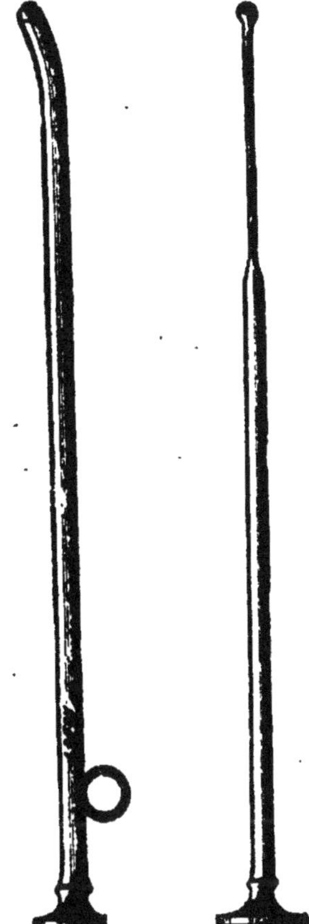

« Le tube peut être de grosseur variable, mais il suffit ordinairement que le diamètre de sa lumière ait trois millimètres environ pour être utilisé dans la majorité des cas. Ce type est suffisant et ne doit pas être dépassé, car il ne faut pas que le crayon présente un volume plus considérable, sans quoi on s'expose à avoir une action caustique trop puissante et on peut voir se produire. à la suite d'une telle application, une eschare d'un volume énorme.

« Pour se servir du porte-crayon, la dilatation utérine une fois pratiquée, on introduit l'instrument avec le mandrin à la hauteur voulue, puis ce dernier est retiré, et le crayon au chlorure de zinc est placé dans le tube. Il ne reste plus qu'à replacer le mandrin et à pousser le crayon dans la cavité utérine; grâce à sa légère flexibilité il peut parcourir aisément l'extrémité recourbée du tube, mais il faut avoir soin de retirer peu à peu l'instrument à mesure que le crayon pénètre. Cet appareil rend la manœuvre *excessivement facile*, et permet dans certains cas où l'orifice est très dilatable de se passer des bougies de Hégar, ce qui simplifie par conséquent d'autant le manuel opératoire.

« Quelle que soit du reste la méthode employée, le crayon une fois mis en place, il faut encore prendre des précautions pour que le peu de liquide résultant de la fonte du caustique ne vienne pas cautériser le canal cervical. *Pour cela on glisse un tampon de gaze iodoformée dans la cavité du col qui a été dilatée, de manière à boucher aussi hermétiquement que possible son orifice et la malade est condamnée au repos.* La malade doit garder huit à dix jours le repos au lit, et le dixième ou quinzième jour après la mise en place du crayon au chlorure de zinc, la chute de l'eschare se produit, accompagnée parfois de lambeaux de muqueuse gangrénés. A cette époque, si les débris sont peu nombreux, il faut placer un second crayon, mais de dimension moindre que le premier; il complètera l'action caustique plus efficacement, par suite de l'absence de toute hémorrhagie, la cavité utérine ne saignant plus, et il sera d'autant plus utile, que l'application du premier aura été accompagnée d'écoulement sanguin ou autre qui toujours neutralise plus ou moins son effet. »

On voit donc, par cette description, combien est importante l'exécution *stricte* des différents temps pour assurer le succès de la méthode. Dilater lentement et progressivement après une antisepsie rigoureuse, pour avoir le minimum d'écoulement sanguin, et pour la même raison ne pas pousser les dilatateurs au-delà de l'orifice interne, celui-là une fois franchi.

En outre il est un temps de l'opération sur lequel M. le Professeur Laroyenne insiste tout particulièrement et avec juste raison : c'est la mise en place du crayon *juste au point voulu grâce à l'emploi de son porte-caustique* au moyen duquel on évite *sûrement* la cautérisation du col de son orifice interne et par cela même l'*atrésie* qui en serait la conséquence.

Nous insistons sur tous ces points car tout le succès de la méthode repose sur la manière dont la cautérisation aura été faite ; un simple oubli peut être grand de conséquences, être la cause d'un insuccès ou d'une complication, amener des déboires et le rejet d'un procédé qu'une *observation rigoureuse* de la méthode aurait pu éviter.

CHAPITRE IV

Résultats éloignés de la méthode de M. Laroyenne

La méthode de M. Laroyenne, telle que nous venons de la décrire avec l'emploi du porte-crayon, étant relativement récente, nous ne pouvons mettre sous les yeux de nos lecteurs que des cas datant de un an au moins de trois ans au plus.

Le premier travail publié, en effet, sur ce sujet date du mois d'août 1893 (1).

Mais ce sont là des résultats suffisamment éloignés pour mériter, vu les succès obtenus, d'être por-

---

(1) Condamin et Repelin. — De l'emploi des crayons de chlorure de zinc dans les fibrômes utérins. *Gazette hebdomadaire de médecine et de chirurgie*, août 1893.

tés à la connaissance de tous ceux qui, bien nombreux, ont échoué avec la méthode électrothérapique.

Pour le moment, au point de vue où nous nous plaçons, c'est-à-dire quant à l'étude et à la persistance des résulats, il nous reste qu'à suivre les cas traités par la méthode de M. Laroyenne et que nous publions dans ce travail.

Il en résulte très nettement que :

1° Sur quinze cas ont été nécessaires :

Trois fois une seule intervention ;

Neuf fois deux interventions ;

Deux fois trois interventions ;

Une fois seulement cinq interventions.

Dans tous les cas les règles ont été régulières et normales.

Nous ferons cependant une restriction pour l'observation XI dans laquelle la malade n'est réglée que tous les deux ou trois mois, ce qui tendrait à indiquer une ménopause prochaine, et pour les observations I, II et III dont les malades ont atteint la *ménopause*.

3° Les hémorrhogies ont *toujours cessé.*

4° Les douleurs ont manqué avant le traitement six fois, sur les neuf cas restant elles ont été *complètement supprimées* huit fois. Dans un cas seulement (observation VI) elles n'ont fait que diminuer, et persistent quelques heures seulement (un jour et une nuit) au moment des règles, contrairement à ce qui avait lieu auparavant où elles existaient pendant toute leur durée (huit jours).

5° L'hydrorrhée a manqué cinq fois avant le traitement.

Dans trois cas les malades n'accusent que quelques pertes blanches de temps en temps.

Elle a complètement disparu quatre fois;

Elle a diminué deux fois;

Elle a persisté une fois.

6° Les troubles légers de compression, ce qui n'existait que dans quatre cas seulement (observations I, VII, VIII et XII), ont disparu trois fois (observations I, VIII et XII), ont diminué une fois (observation VII).

7° *L'état général a toujours été complètement restauré.*

8° *L'hystérométrie a toujours diminué* toutes les fois qu'il a été possible de la pratiquer, car dans trois cas, en effet, (observations I, VII, VIII), elle n'est pas notée les malades n'ayant pas voulu se prêter à un examen complet.

9° Le volume de la tumeur a été indéterminé trois fois (observations III, V et XV), a légèrement augmenté une fois (observation IV), est resté invariable une fois (observation VI), *a disparu* deux fois (observations XII et XIII).

La tumeur a diminué dans les huit cas restants.

10° La comparaison de l'hystérométrie prise avant l'intervention et prise ces derniers temps permet de constater que *toutes les fois qu'elle a diminué, le volume de la tumeur a diminué aussi.*

C'est là une idée qu'avait déjà émise, au début de sa méthode, M. le professeur Laroyenne, et qui semble bien vouloir se réaliser.

11° Les résultats obtenus se sont maintenus d'une façon intégrale dans onze cas.

Dans quatre cas (observations II, III, XIV et XV) d'une façon presque absolue.

Dans l'observation II la malade a eu une perte le 13 février 1894, qui a nécessité la mise d'un nouveau crayon au chlorure de zinc.

Il en est de même de la malade de l'observation XIV, dont les pertes hydrorhéiques se manifestèrent de nouveau 4 mois 1/2 après, pertes qui nécessitèrent la mise d'un nouveau crayon.

La malade de l'observation XV a subi de nouvelles interventions en décembre 1893 et en novembre 1894.

Quant à la malade de l'observation III, elle a perdu légèrement pendant quinze jours à la suite de la dilatation de la cavité utérine pour une sténose non cicatricielle. Cette perte d'ailleurs s'est arrêtée d'elle-même.

Par ce léger aperçu, on voit que la méthode agit d'une façon *très efficace* dans la plupart des symptômes qui ont toujours cédé.

L'état général qui a *toujours* été restauré n'est que la conséquence de ces beaux résultats.

Les malades peuvent en effet vaquer à toutes leurs occupations, la marche n'est nullement pénible, et plusieurs prétendent faire une marche de plusieurs kilomètres, sans accuser la moindre lassitude, ce qu'elles ne pouvaient faire avant l'intervention.

La malade de l'observation V cire tous les jours ses appartements sans en éprouver la moindre lassitude, et la malade de l'observation IX, tailleuse de profession, fait marcher huit heures par jour sa machine à coudre, dans les mêmes conditions.

Pour expliquer ces heureux résultats, on ne manquera pas de nous dire que dans certains cas, où la tumeur n'était pas manifeste par la palpation, où l'hystérométrie elle-même ne donnait que des résultats peu concluants, on ne manquera pas de nous dire que le diagnostic de fibrôme était douteux.

Nous répondrons cependant que la lecture attentive de l'observation, et le nom seul du Maître qui en a fait le diagnostic, suffisent à écarter ce doute.

Si maintenant, faisons un pas en arrière, nous cherchons à établir une sorte de statistique des résultats fournis par les soixante malades auxquelles nous avons écrit, on peut donc facilement se rendre compte que la méthode de notre Maître est féconde en bons résultats. Déduisons en effet de ce nombre les quinze malades dont les lettres nous sont revenues avec la mention : parties sans adresse connue.

Il nous en reste encore quarante-cinq dont trente nous on répondu *bien se porter*, mais ne pas voir la nécessité de faire des frais de voyage, pour une simple visite gynécologique ; et dont les quinze autres constituent nos quinze observations.

C'est donc un minimum de *quarante-cinq* malades sur *soixante* qui ont bénéficié de la méthode de notre Maître, *soit une moyenne de 75 pour 100*.

Et encore nous supposons que la méthode a échoué dans les quinze cas que nous éliminons d'emblée ce qui, certes, est loin d'être car quelques-unes de ces malades, sinon toutes seraient sans aucun doute revenues à la clinique s'il en était ainsi.

Par ce léger aperçu on peut donc dire que le procédé de M. Laroyenne, a fait faire un véritable pas en avant au traitement palliatif de certains fibrômes, et qu'il est même un devoir de l'esssayer, à moins de contre-indications, avant toute intervention radicale.

CHAPITRE V

Comparaison de la méthode de M. Laroyenne avec les méthodes Apostoli et Léon Danion

(leurs avantages et leurs inconvénients)

Dans ce chapitre, nous ne comparerons la méthode de notre Maître qu'avec celles d'Apostoli et Léon Danión, car ce sont là les seules méthodes qui, à l'heure actuelle, sont employées par la plupart des praticiens, qui reculent devant une intervention radicale.

Nous commencerons par montrer les complications, les inconvénients et les avantages de la méthode de M. Laroyenne, que nous comparerons ensuite avec ceux des deux méthodes précédentes.

A côté, en effet, des belles pages de l'histoire de

la méthode que nous affectionnons, il y a certains points délicats à faire valoir, et qui pourraient entraîner certaines complications, si le manuel n'était pas *exactement exécuté, tel que nous l'avons exposé.*

Cependant, avant d'aller plus loin, nous devons mettre en lumière les quelques symptômes que nous avons remarqués à la suite de l'application des crayons au chlorure de zinc.

Pendant le premier jour et quelquefois les deux premiers jours les malades se plaignent de douleurs assez vives, particulièrement du côté des reins.

Ces douleurs sont intermittentes, et cèdent rapidement à l'ingestion de quelques cachets d'antipyrine ou à une injection hypodermique de morphine.

Elles ont d'ailleurs toujours cédé à cette médication, et ce n'est là qu'une complication sans importance.

La température est toujours voisine de la normale.

L'objection la plus sérieuse que l'on pourrait faire, à la suite d'une application de crayon au chlorure de zinc, est sans contredit la sténose ou l'atrésie du col, accident qui chez les jeunes femmes peut être funeste.

M. le professeur agrégé Condamin en rapporte un cas dans son travail sur le traitement des fibrômes (1). Il s'agit d'une malade observée par M. le professeur Fochier, chez laquelle le segment infé-

(1) *Lyon Médical*. Leeds.

rieur de l'utérus n'avait pu se constituer pendant l'accouchement, en donnant lieu à des complications dystociques graves.

Mais ce n'est qu'un cas isolé et qui n'infirme nullement la méthode. *D'ailleurs ce cas est antérieur à l'emploi du porte-crayon de M. le professeur Laroyenne.* Nos résultats éloignés sont là pour montrer ce qu'a de peu fondé cette objection quand les crayons sont appliqués suivant les *préceptes exacts* que nous avons indiqués, puisque nous n'avons jamais observé ni sténose, ni atrésie.

Une autre objection que l'on peut faire au traitement des fibrômes par la cautérisation au chlorure de zinc est la suivante :

Une seule cautérisation généralement ne suffit pas, le plus souvent il en faut deux, quelquefois même une troisième et une quatrième quelques mois après.

Mais que sont-ce deux, trois interventions, même une quatrième quelques mois après, à côté des nombreuses séances multiples pendant des semaines et des mois de la méthode Apostoli et Léon Danion.

En effet, d'après Gieseler (1) l'arrêt définitif des hémorrhagies n'est obtenu qu'après douze, quinze, dix-huit séances et même davantage.

N'est-ce pas avec une certaine répugnance que la plupart des femmes se soumettent ainsi à des séances si multiples, et qui sont souvent pour elles

(1) Gieseler. — Thèse de Paris 1890.

une cause de soucis et d'ennuis continuels. En outre la méthode d'Apostoli est dangereuse, quelquefois même très dangereuse puisque des accidents (1), des cas de mort même ont été signalés.

Au congrès de Dublin (2 août 87) Apostoli reconnaît lui-même avoir eu deux morts, l'une due à une erreur de diagonastic (kyste de l'ovaire suppuré ayant amené une péritonite) et l'autre à une ponction trop profonde (qui a amené un sphacèle intra-péritonéal qui n'a pu s'éliminer au dehors).

De plus il accuse 10 phlegmons péri-utérins, par suite de fautes opératoires.

Si de pareils accidents sont arrivés entre les mains de l'initiateur même de la méthode que, serait-ce entre les mains des autres praticiens non rompus au maniement de l'électricité. Certes la méthode a été perfectionnée depuis, mais nous pensons que les dangers n'en persistent pas moins.

Quoique parfaitement au courant de la méthode d'Apostoli, des accidents sont également survenus à Léon Danion (2) lui-même (pelviperitonite, hémorrhagies).

Eugène Lecomte (3), parlant des différents traitements palliatifs des fibrômes de l'utérus, admet que l'électricité n'agit pas toujours favorablement et peut déterminer des accidents.

(1) Congrès de Leeds, août 89. — Société d'obstétrite de Philadelphie, Décembre 89.

(2) Miette. — Thèse de Paris, 90.

(3) Eugène Lecomte. Thèse de Paris, 90.

Apostoli lui-même, vu l'intensité des courants nécessaires à sa méthode, la contre-indique dans le cas d'hystérie aiguë, d'entérite glaireuse, de périmétrite, d'utérus irritable, de lésions des annexes, de périmétrite subaiguë. De plus, dans certains cas, l'acclimatation à sa méthode demande plusieurs séances.

Il n'en est point ainsi de la méthode de notre Maître, M. le professeur Laroyenne.

Celle-ci faite suivant les *règles exactes* indiquées à notre manuel opératoire, *n'est nullement contre-indiquée* dans les affections sus-mentionnées. Elle est d'autre part d'une exécution très facile, et nullement dangereuse.

Sur plus de 200 fibrômes traités par les crayons au chlorure de zinc à la clinique, on n'a eu à déplorer *aucune mort, ni même quelque complication* qui ait pu susciter des inquiétudes sérieuses.

La méthode d'Apostoli présente encore d'autres inconvénients.

Il n'est pas rare de voir après un certain nombre de séances des hémorrhagies plus ou moins considérables dues (1) :

1° A l'hystérométrie nécessaire à chaque séance.

2° A la chute des premières eschares.

De plus, dans certaines cavités utérines, vastes, dilatées et profondes, pour que la cautérisation se fasse en une seule séance, il faut un courant de 200 à 250 M. A.., ce que peu de femmes supportent

---

(1) Giesler. loco. cit.

sans inconvénients et sans chloroforme, un grand nombre d'entre elles ne supportant que 100 à 150 M. A.

Il faut alors faire une série de cautérisations limitées, en diminuant la surface active des électrôdes et faire la cautérisation section par section.

N'est-ce pas là compliquer la méthode électrothérapique, déjà d'une application si difficile par elle-même.

A côté de cela, quoi de plus simple que la méthode que nous préconisons et qui ne demande en général que deux ou trois interventions, quoi de plus simple à exécuter?

Quant à la méthode de Léon Danion, nous avouerons ne pas bien la connaître ne l'ayant jamais appliquée.

Cependant, pour ne pas nous taxer de parti-pris, admettons sans restrictions les conclusions émises par son auteur, au *Congrès de Chirurgie, de Paris, en 93.*

Eh bien, nous trouvons encore des avantages à la méthode de M. Laroyenne.

En effet, dans ce Congrès, Danion dit :

. . . . « Je spécifie soigneusement que je n'envisage ici que les cas dans lesquels il n'existe simultanément avec les fibrômes ni kystes, ni ovario-salpingites suppurées et, d'une manière générale, pas de collections purulentes, ou ceux dans lesquels il n'existe pas de polypes cavitaires méconnus, ce qui en somme est très rare.

« Les hémorrhagies et les métrorrhagies s'arrêtent

Tableau schématique des résultats éloignés fournis par nos 15 observation[s]

N° de l'observation	Age	Hystérométrie	Volume de la tumeur au moment de l'intervention	Nombre d'interventions	État actuel des règles	Hémorrhagies	Douleurs	Hydrorrhée	Troubles de compression	État général	Volume actuel de la tumeur	Hystérométrie actuelle	Persistance des résultats	Observations
1	48ans	12c	remontant à deux travers de doigt au-dessus de l'ombilic.	2	ménopause	arrêtées			supprimés	restauré	diminué	indéterminée	intégrale 3 ans	Ménopause depuis vingt-deux mois.
2	42ans	10c 1/2	utérus gros remontant à quatre travers de doigt au-des. du pubis.	3	ménopause	arrêtées		quelques pertes blanches		restauré	diminué	9 cent. 1/2	presque int. 2 ans	Ménopause depuis vingt-deux mois. L' qui était gros volumineux a dimin moitié.
3	44ans	8c	indéterminé.	2	ménopause	arrêtées	supprimées	id.		restauré	indéterminé	5 centimèt.	pr. int. 2 ans 9 m.	Le 21 mars 1895, on constate une sténose non cicatricielle du col. dilatation avec des bougies de Hé la suite de cette intervention, légè morrhagie pendant quinze jours, a d'elle-même. Ménopause depuis un
4	38ans	indét.	volume d'une orange	2	normales	arrêtées	supprimées			restauré	diminué	6 centimèt.	intégrale 13 mois	Depuis deux mois la tumeur semble légèrement augmenté, quoique de v bien inférieur à ce qu'elle était pr vement.
5	43ans	11c	indéterminé.	2	normales	arrêtées	supprimées	disparue		restauré	indéterminé	7 centimèt.	intégrale 13 mois	
6	44ans	10c 1/2	utérus gros, fibromateux remont. à quatre travers de doigt au-dessus de l'ombilic.	2	normales	arrêtées	diminuées	persiste		restauré	pe de variation	10 centim.	int. 2 ans et 6 m.	
7	37ans	9c	remontant à deux travers de doigt au-dessous de l'ombilic.	1	normales	arrêtées			diminués	restauré	diminué	indéterminée	int. 1 an et 4 m.	Volume de l'utérus presque normal. meur a presque complètement di
8	42ans	8c	remontant à cinq travers de doigt au-dessus du pubis.	2	normales	arrêtées	supprimées	disparue	supprimés	restauré	diminué	indéterminée	int. 1 an et 2 m.	
9	44ans	10c	remontant presque jusqu'à l'ombilic.	2	normales	arrêtées	supprimées	disparue		restauré	diminué	8 cent. 1/2	intégrale 2 ans	
10	46ans	12c	remontant à cinq travers de doigt au-dessus du pubis.	3	normales	arrêtées		diminuée		restauré	diminué	8 cent. 1/2	int. 2 ans et 5 m.	
11	49ans	11c	remontant à trois travers de doigt au-dessus de l'ombilic.	2	irrégulières	arrêtées	supprimées			restauré	diminué	9 centimèt.	int. 2 ans et 1 m.	La malade n'est réglée que tous les d trois mois.
12	44ans	7c 1/2	volume d'une orange.	1	normales	arrêtées	supprimées			restauré	disparu	6 centimèt.	int. 1 an et 8 m.	
13	49ans	indét.	utérus peu augmenté de volume.	1	normales	arrêtées	supprimées	qu. pertes blanches	supprimés	restauré	disparu	7 centimèt.	int. 1 an et 1 m.	Utérus fibromateux constaté après tion. Peu augmenté de volume.
14	37ans	indét.	volume d'une orange.	2	normales	arrêtées		diminuée		restauré	légère augm.	7 cent. 1/2	pr. int. 2 ans 3 m.	
15	45ans	9c 1/2	indéterminé.	5	normales	arrêtées		disparue		restauré	rem. à 3 travers de doigt au-d. de l'ombilic.	7 cent. 1/2	pr. int. 3 ans 9 m.	

le plus souvent de bonne heure, les douleurs cessent, le volume des fibrômes diminue plus ou moins.

« Le seul inconvénient du traitement est de ne pas être radical.

« Parce que la tumeur ne disparaît jamais complètement, ensuite parce qu'il se produit assez fréquemment que des guérisons temporaires.

« Il est par suite nécessaire de revenir au traitement après plusieurs années. »

Comme on la verra, nos conclusions ne le cèdent en rien à celles de M. Léon Danion et la méthode de M. Laroyenne a, en outre, l'avantage *de ne pas être contre-indiquée* dans le cas de lésions, suppurées ou non, des annexes, dans le cas de coexistence avec le fibrôme d'un kyste, dans le cas de fibrôme kystique, etc.

Les méthodes électrothérapiques ne donnent lieu à l'arrêt des hémorrhagies qu'après un nombre assez considérable de séances (1), et par cela même ne sont pas applicables aux cas d'ondométrite grave, avec pertes considérables.

Enfin nous pensons qu'au point de vue de la sténose consécutive du col, *la méthode intra-cervicale de Léon Danion* ne serait pas exempte de danger.

La méthode de M. Laroyenne, grâce à l'emploi judicieux de son porte-crayon, *évite sûrement cette complication* et de plus par sa rapidité d'action est toute

(1) Glescler. — Loc. cit.

indiquée dans le cas d'endométrite grave avec pertes considérables.

La méthode électrothérapique nécessite des appareils coûteux, délicats, compliqués, assez difficiles à manier; tandis que dans la méthode de notre Maître l'instrumentation se réduit presque à rien : une pince fixatrice, une sonde intra-utérine, quelques dilatateurs de Hégar, et le porte-crayon.

On voit donc par ce léger aperçu quels sont les nombreux avantages de la méthode de notre Maitre, M. le Professeur Laroyenne, avantages qui doivent la faire considérer à l'heure actuelle comme étant pour nous, de toutes les méthodes palliatives, *la méthode de choix.*

OBSERVATIONS

Parmi nos observations, il en est trois qui ont été déjà publiées, au point de vue des résultats immédiats, dans la thèse de M. le Docteur Repelin. Ce sont les observations I, III, et X.

Nous ferons en outre remarquer que les malades faisant le sujet des observations II et XV, ont été soumises, à la clinique de M. le Professeur Laroyenne, au traitement par l'électricité, (méthode Apostoli), avant d'être traitées par les crayons au chlorure de zinc.

OBSERVATIONS

Observation I

(Observation V de la thèse de M. Repelin).

Femme S... Marie, 48 ans, entrée le 5 décembre 1892, salle Sainte-Thérèse, n° 2.

Réglée à 14 ans, régulièrement. Depuis près de trois ans la malade avait des règles abondantes, de plus, de longue durée, et depuis quelques mois, elle perd presque continuellement.

Elle est porteur d'un fibrôme remontant jusqu'à deux travers de doigt au-dessus de l'ombilic.

Hystérométrie = 12 centimètres.

Un peu de gêne de la miction ; pollakiurie.

Le soir de son entrée, veille de son opération, la malade a une température de 38°4 et 38°.

Dilatation avec les bougies de Hégar et *crayon de chlorure de zinc le 7 décembre 1899.*

La malade accuse des douleurs assez vives qui cessent après l'ingestion de quelques grammes d'antipyrine.

Le 8 décembre, température 39°1 le soir, et le 9 décembre 38°4 le matin et 39°2 le soir.

La température est ensuite redescendue à 38°5 et le 15 décembre est revenue à la normale.

L'eschare est tombée le douzième jour.

Nouveau crayon le 21 décembre, et comme la première fois, douleurs cessant par l'antipyrine.

Le soir, élévation de la température jusqu'à 39°5, puis descente progressive et température normale.

La malade part le 31 décembre n'ayant plus de pertes.

Revue le 30 janvier 93, son état est très satisfaisant ; elle a eu ses règles il y a quelque temps et leur durée est de 3 jours.

5 déc. 95. — Nous revoyons de nouveau la malade. — Elle a continué à être régulièrement réglée jusqu'au mois de février 94. Depuis la malade n'a plus eu ses règles. — *Ménopause.*

Pas d'hydrorrhée.

Pas de gène de la miction ni de la défécation. — Le fibrôme a sensiblement diminué de volume.

L'état général est excellent. La malade a beaucoup engraissé, repris des forces, marche beaucoup sans aucune fatigue. — Pas de sténose, pas d'atrésie.

Observation II

Femme B... Marie, 42 ans, entrée le 9 novembre 1893, salle Sainte-Thérèse, n° 5.

Il y a deux ans, la malade est déjà venue dans le service pour un fibróme qu'on a traité par l'ÉLECTRICITÉ.

Le traitement qui a duré 3 semaines, n'a donné que 15 jours de résultats. Au bout de ce temps, les hémorrhagies ont recommencé, mais d'une façon irrégulière ; les règles étaient elles-mêmes irrégulières.

Jamais de douleurs ni dans les reins, ni dans le bas-ventre ; quelques troubles digestifs.

Il y a 8 mois, les règles ont disparu, mais depuis le mois de juin, les hémorrhagies sont revenues continuelles.

La malade entre considérablement anémiée. A l'examen, par la palpation on ne trouve rien, la malade est très grasse.

Par le toucher et la palpation combinés, on sent l'utérus gros, volumineux, remontant à quatre travers de doigt au-dessus du pubis.

Hystérométrie = 10 cent. 1/2.

10 novembre 93. — *Dilatation, on place un crayon de 5 centimètres environ ; tampon dans le col.*

16 novembre. — *Deuxième crayon de 6 centimètres.*

23 novembre. — La malade part. — Quelques pertes roses ; pas de douleurs.

26 décembre 93. — La malade vient d'avoir ses règles. — Elle a perdu en rose pendant 10 jours sans aucune douleur.

13 février 94. — La malade vient à la consultation ; elle a eu ses règles le 14 janvier, elles ont duré 6 jours, peu abondantes, puis se sont arrêtées ; mais elle dit avoir depuis cette

époque des pertes blanches plus ou moins rosées et qui depuis quelques jours sont redevenues franchement hémorrhagiques.

La marche fatigue beaucoup la malade, lui donnant des douleurs dans les reins et les jambes ; parfois quelques douleurs abdominales.

On met un nouveau crayon au chlorure de zinc.

12 mars 95. — La malade va très bien. L'utérus a diminué de moitié. Les douleurs ont disparu.

24 novembre 95. — Depuis son dernier crayon, c'est-à-dire il y a 21 mois, la malade n'a plus eu ses règles, ni de pertes rouges en dehors d'elles. *Ménopause.* — Pas d'hydrorrhée. — Quelques pertes blanches. — Quelquefois, celles-ci sont un peu brunatres, noirâtres, mais cela ne dure qu'un jour ou deux.

Pas de gêne de la miction ni de la défécation.

La diminution de volume de l'utérus, constatée en mars 95 persiste.

Jamais de douleurs.

Les vives lassitudes qu'éprouvait jadis la malade pendant la marche ont disparu depuis le dernier crayon.

Bon appétit. — Etat général excellent.

Hystérométrie = 9 cent. 1/2.

Pas de sténose, pas d'atrésie.

Observation III

(Observation XV de la thèse de M. Repelin)

G... Marie, 44 ans, entrée le 23 mars 1893, salle Sainte-Thérèse, lit n° 6.

Réglée à 15 ans, toujours régulièrement; nullipare. Il y a quatre ans la malade fut prise brusquement d'une hémorrhagie survenue en dehors de l'époque de ses règles, qui dura une huitaine de jours. Depuis ses règles ont toujours duré au au moins 10 jours, et les métrorrhagies n'ont pas quitté la malade depuis 4 mois.

On constate la présence d'un fibrôme.

Hystérométrie = 8 centim.

Venue à la consultation le 2 mars 1893, on fait la dilatation et *on met en place un crayon au chlorure de zinc.* Revue le 16 mars la malade n'avait plus d'hémorrhagies, mais quelques pertes blanches.

Elle entre dans le service le 23 mars, présentant quelques pertes rouges, mais se plaignant surtout de l'hydrorrhée.

Nouveau crayon le 27 mars.

La malade part le 6 avril 93 n'ayant plus aucune perte.

Revue 15 jours après, elle n'a toujours pas eu d'hémorrhagie.

Revue le 8 juin 93, elle aurait quelques pertes blanches depuis 4 jours.

Revue le 21 mars, 95 elle n'a pas eu ses règles depuis 4 mois.

Hystérométrie = 5 cent. 1/2.

On fait un peu de dilatation du col qui semble atteint d'un peu de sténose non cicatriciel e. On pose quelques Hégars.

Elle va très bien, n'éprouve que quelques douleurs d'estomac

18 avril 95. La malade va toujours mieux; à la suite de la dernière intervention (dilatation). La malade a perdu légèrement pendant 15 jours, pertes qui se sont arrêtées d'elles-mêmes.

Actuellement pas de douleurs, pas d'hémorrhagies.

Revue le 7 novembre 95, la malade n'a plus ses règles depuis les premiers jours de décembre 94, c'est-à-dire il y a environ 1 an. — Ménopause.

Elle n'accuse qu'une très légère perte, pendant trois jours, non douloureuse, en août 95.

Pas d'hydrorrhée; quelques pertes blanches.

Pas de douleurs.

La tumeur qui, au dire de la malade, avait diminué de volume, aurait un peu augmenté ces deux derniers mois; à l'heureactuelle il ne semble pas qu'elle ait varié dans ses dimensions.

Pas de gène de la miction, ni de la défécation.

Etat général très bon. La malade a repris beaucoup de forces et est très contente de l'intervention.

Hystérométrie = 5 centim.

Pas de sténose, pas d'atrésie.

Observation IV

Femme B... Louise, 38 ans, entrée le 23 octobre 94, salle Sainte-Thérèse, n° 8.

Reglée à 15 ans régulièrement. — Deux enfants; pas de fausse couche.

Débuts de l'affection il y a deux ans environ par des douleurs très fortes dans le ventre.

Deux mois après pertes rouges abondantes au moment des règles et en dehors, de telle sorte que la malade perdait d'une façon presque continue.

Actuellement pertes rouges; pas d'hydrorrhée.

Fibrôme de l'utérus du volume d'une orange.

1er crayon le 27 octobre 94. Douleurs pendant deux jours assez violentes, apaisées par l'antipyrine.

2me crayon le 4 novembre 94. Egalement, douleurs assez vives.

La malade part le 6 novembre 94, n'ayant ni hémorrhagies ni douleurs.

21 novembre 95. La malade est revue. Régulièrement réglée. Règles peu abondantes et nullement douloureuses.

Cependant, depuis deux mois la malade accuse des douleurs assez vives au moment de ses règles dans la région ovarienne gauche. En même temps la tumeur qui avait diminué de moitié, aurait légèrement augmenté, mais elle est toujours inférieure à ce qu'elle était au moment de l'intervention.

Pas d'hydrorrhée.

Pas de gêne de la miction, ni de la défécation.

Bon appétit. Etat général très bon.

Hystérométrie = 6 cent.

Pas de sténose, pas d'atrésie.

Observation V

Femme D.... Marie, 43 ans, entrée le 16 novembre 1894, salle Sainte-Marie, n° 8.

La malade toujours bien réglée est mère de 3 enfants. A commencé il y a cinq ans à voir ses règles se prolonger. Peu à peu cette prolongation s'est accentuée et les pertes sanguines aussi.

Ces derniers temps l'époque menstruelle durait 15 jours. Douleurs de reins assez vives augmentant aussi depuis quelque temps.

Jamais de coliques.

Dans l'intervalle des règles et 8 jours après leur fin des pertes d'eau très abondantes apparaissent.

Troubles gastriques assez marqués.

Au toucher on trouve dans le Douglas une masse dure, non douloureuse, adhérente à la paroi postérieure de l'utérus. — On la fait mouvoir en déprimant la paroi abdominale.

Hystérométrie = 11 centimètres.

18 novembre 1894 *Dilatation du col. — Crayon de 7 centim.*; petite mèche de gaze dans le col. — Pas de douleurs ni coliques.

28 novembre. 2me crayon. — Douleurs pendant deux jours.

3 décembre.— La malade sort, elle ne présente que quelques pertes blanches.

23 janvier 1894. — Règles revenues le 1er janvier. — Durée un jour et demi, très peu abondantes. — Depuis plus de pertes de quelque nature que ce soit.

Douleurs beaucoup moins fortes qu'auparavant.

Quelques douleurs de reins légères, très supportables.

La malade est très satisfaite.

Au toucher pas de modification appréciable. La malad présente à l'hystérométrie une longueur de 9 centimètres.

Pas d'atrésie ni de sténose.

12 décembre 1895. La malade est revue.

Toujours régulièrement réglée.

Règles durant un jour et demi.

Plus d'hydrorrhée.

Point de douleurs ni pendant ni en dehors des règles.

Marche nullement fatigante.

Etat général très bon.

La malade a repris des forces ; bon appétit.

Hystérométrie = 7 centimètres.

Pas d'atresie ni de sténose.

OBSERVATION VI

Femme R... 44 ans, entrée le 13 juin 1893, salle Sainte-Marie, n° 6.

Bonne santé habituelle.

Trois enfants, le dernier il y a 17 ans.

Une fausse couche il y a 19 ans.

Depuis 5 ans ses règles durent 8 jours et sont extrêmement abondantes. Depuis le mois d'avril 1893 elles sont de plus horriblement douloureuses.

Quelques pertes blanches.

Utérus gros fibrômateux remontant à 4 travers de doigts au-dessous de l'ombilic.

Hystérométrie = 10 centimètres 1/2.

14 juin 1er crayon au chlorure de zinc.

Légères douleurs consécutives.

26 juin 2me crayon au chlorure de zinc.

12 décembre 1893. — La malade est revue.

Elle est régulièrement réglée.

Les pertes encore un peu abondantes durent 5 à 6 jours au lieu de 10 comme auparavant.

Jamais de pertes rouges en dehors des règles.

Souffre encore pendant un jour et demi au moment de ses règles. Mais ces douleurs sont très supportables.

Au dire de la malade son amélioration va toujours augmentant à mesure qu'elle se rapproche de la ménopause.

L'hydrorrhée persiste encore quoique ayant bien diminué.

Le volume de l'utérus semble invariable.

État général bon.

Bon appétit.

Encore quelques malaises.

Hystérométrie = 10 centimètres.

Pas d'atrésie ni de sténose.

Observation VII

Femme M... Elisa, 37 ans, entrée le 2 août 1894, salle Sainte-Marie, n° 11.

Bonne santé habituelle. — Réglée depuis l'âge de 13 ans. Les règles ont toujours été régulières jusqu'à l'âge de 10 ans où elle a accouché.

A partir de cette époque les règles sont devenues irrégulières survenant tous les 20 à 25 jours.

Au moment de son entrée, la malade perd à peu près constamment depuis un an environ sans aucune douleur, ces dernières ne sont survenues que 15 jours avant son entrée. Elles siégent dans le bas-ventre et empêchent la malade de marcher.

Quelques troubles de compression.

L'examen permet de constater un fibrôme de la paroi antérieure de l'utérus qui remonte au voisinage de l'ombilic (2 travers de doigt).

Le 3 août 1894 on place un crayon et 6 jours après la malade rejette une eschare de 5 à 6 cent. de long et reproduisant la cavité utérine.

A la suite de l'application de ce crayon les pertes ont à peu près complètement cessé ; à peine un peu de liquide roussâtre s'écoule par le vagin.

12 décembre 1895. — Nous revoyons la malade. — Elle est toujours régulièrement réglée. Ses règles durent en moyenne 2 à 3 jours, peu abondantes.

Avec elles quelques douleurs lombaires.

En dehors des règles, la malade accuse quelques malaises ; jamais de pertes rouges.

A peine quelques pertes blanches.

Pas d'hydrorrhée.

Coït non douloureux.

Le volume de l'utérus est presque normal, à peine dépasse-t-il le bord supérieur du pubis.

Pas de gêne de la miction, un peu de constipation.

Etat général excellent. La malade a repris des forces, a bon appétit, ne se fatigue pas par la marche, peut vaquer à toutes ses affaires.

Observation VIII

Femme C... Agathe, 42 ans, entrée le 19 octobre 1894, salle Sainte-Thérèse, n° 9.

Bonne santé habituelle ; réglée à l'âge de 15 ans et demi. Règles toujours régulières, mais un peu douloureuses.

Mariée à l'âge de 20 ans, deux couches à terme ; jamais de fausse couche.

Depuis six mois avant son entrée et un jour avant que les règles n'arrivassent, la malade commençait à perdre abondamment de l'eau claire, puis rosée, et enfin franchement rouge ; le tout durait 4 à 5 jours sans souffrances. Depuis le commencement d'octobre 94, elle a commencé à souffrir au moment de l'arrivée des règles. Les douleurs étaient atroces, s'irradiaient dans les cuisses, le bas-ventre, les reins.

Bientôt les pertes rouges apparaissaient mêlées de pertes blanches qui se distinguaient bien des pertes rouges, et même de caillots. Cette perte durait en moyenne 10 jours. En même temps le ventre de la malade commençait à grossir, elle était facilement essoufflée, il y avait perte complète de l'appétit.

A l'examen, M. Condamin diagnostique un fibrôme remontant à cinq travers de doigt au-dessus du pubis.

Le 19 octobre 94, on met un crayon au chlorure de zinc.

Le 27 octobre, deuxième crayon au chlorure de zinc.

Après ces deux crayons, la malade ne perd plus et ne souffre plus.

Elle quitte le service le 29 octobre 1894.

9 janvier 95. — La malade va très bien, elle n'a pas eu ses règles, ne souffre plus.

13 décembre 95. — Nous revoyons la malade.

Quatre mois après la mise des crayons elle n'a pas eu ses règles qui apparaissent pour la première fois au cinquième mois.

Depuis elle a toujours été régulièrement réglée.

Ses règles très peu abondantes durent en moyenne 1 jour et demi.

Plus d'hydrorrhée.

Plus de douleurs pendant comme en dehors des règles.

Coït non douloureux.

Pas de trouble de la miction ni de la défécation. — La palpation et le toucher permettent de constater une diminution notable du volume de la tumeur.

En effet le ventre de la malade a bien diminué de volume et elle n'est plus oppressée comme auparavant.

L'appétit est complètement revenu, et l'état général complètement restauré.

Observation IX

(Observation VII de la thèse de M. Repelin)

Femme L... Louise, 44 ans, entrée le 3 janvier 1893, salle Sainte-Thérèse, n° 2.

Réglée à 14 ans, régulièrement ; quatre enfants. Bonne santé antérieure ; début des métrorrhagies il y a 5 ou 6 ans ; pertes abondantes soit au moment des règles, soit en dehors de leur époque, et cette dernière année, pertes durant parfois plus de trois semaines de suite.

Jamais de douleurs bien prononcées, un peu d'hydrorrhée.

Fibrôme volumineux remontant presque jusqu'à l'ombilic.

Hystérométrie = 10 centimètres.

Dilatation avec les bougies de Hégar, *crayon au chlorure de zinc le 11 janvier 1893.*

Pas de douleurs, mais le lendemain soir la température s'élève à 38°9 et le surlendemain à 39°6, puis défervescence progressive et température normale.

Le 23 janvier, deuxième cautérisation ; pas de fièvre.

Le 29 janvier, légère hémorrhagie et chute de l'escharre.

La malade sort le 31 janvier 93.

Revue un mois après elle va bien ; elle a eu ses règles au commencement du mois, presque normales ; encore quelques pertes aqueuses.

Revue le 15 décembre 95 par M. le professeur agrégé Condamin.

La malade est régulièrement réglée. — Les règles sont peu abondantes. — Jamais de perte rouge en dehors des règles.

Les douleurs en ce moment sont insignifiantes.

Pas de douleurs pendant le coït. Pas d'hydrorrhée.

La tumeur a bien diminué.

Pas de gêne de la miction ni de la défécation.

Bon appétit, état général excellent.

La malade fait marcher 8 heures par jour sa machine à coudre sans en être nullement incommodée.

Hystérométrie = 8 cent. 1/2.

Pas de sténose, pas d'atrésie.

Observation X

(Observation XX de la thèse de M. Repelin).

Femme T... Antoinette, 46 ans, entrée le 5 mars 1893, salle Sainte-Thérèse, n° 2.

Réglée à 16 ans régulièrement, mariée à 23 ans, la malade a eu une fausse couche de quatre mois au début de son mariage, un enfant deux ans plus tard.

Depuis quatre mois environ pertes rouges abondantes survenant tous les jours ; plusieurs fois on fut obligé de pratiquer le tamponnement vaginal pour arrêter ces hémorrhagies.

A son entrée, hémorrhagie abondante, hydrorrhée ; la malade est porteur d'un fibrôme remontant à 5 travers de doigts au-dessus du pubis. La cavité utérine présente une longueur de 12 centimètres.

6 mars 93. — Dilatation avec les bougies de Hégar et applition d'un crayon au chlorure de zinc.

Pas de douleurs, pas de fièvre.

14 mars. — Deuxième crayon.

21 mars. — La malade quitte le service n'ayant plus d'hémorrhagies ; un peu d'hydrorrhée.

Revue à la fin d'avril elle n'a pas eu d'hémorrhagie depuis la sortie de l'hospice.

10 juillet 93. — La malade est revue. Les pertes quoique moins fortes continuent encore un peu. — *Nouveau crayon.*

La malade sort 8 jours après sans aucune perte.

10 décembre 95. — La malade est revue. Toujours régulièrement réglée tous les mois, tandis qu'auparavant elle avait des pertes tous les huit jours.

Les règles durent en moyenne 8 jours mais la malade perd très peu.

L'hydrorrhée a beaucoup diminué.

La tumeur a diminué, elle ne remonte plus qu'à 3 travers de doigts au-dessus du pubis.

Pas de gêne de la miction, ni de la défécation.

La malade se sent bien dégagée.

Etat général excellent. Elle a repris des forces, marche sans se fatiguer, bon appétit, peut vaquer à toutes ses affaires.

Hystérométrie = 8 cent. 1/2.

Pas de sténose, pas d'atrésie.

Observation XI

Femme G... Madeleine, 49 ans, entrée le 31 octobre 1893, salle Sainte-Marie, n° 8.

Réglée à 16 ans, régulièrement, nullipare.

Névralgie sciatique gauche il y a 4 ans ; phlébite droite à la jambe il y a 3 ans.

Début de l'affection il y a 1 an par une perte hémorrhagique abondante ; à cette époque les règles étaient normales.

Il y a 6 mois, deuxième perte ; douleurs très prononcées au niveau du ventre et des reins. Les règles duraient 4 à 5 jours et étaient très abondantes.

L'examen de la malade permet de constater un fibrôme remontant à 4 travers de doigts au-dessous de l'ombilic.

Hystérométrie = 11 centimètres.

Premier crayon le 3 novembre 93. — Quelques douleurs et coliques ; pas de douleurs dans les reins. — Encore quelques coliques le lendemain, mais très atténuées. — Pas de température.

Deuxième crayon le 11 novembre. — Douleurs plus vives ; durée 48 heures ; antipyrine ; cessation des douleurs.

Plus de pertes rouges depuis la première intervention.

La malade quitte le service le 16 novembre 93 ; quelques pertes blanches depuis la dernière intervention.

La malade n'a plus de douleurs, elle est très satisfaite.

10 décembre 95. — La malade est revue ; irrégulièrement réglée, tous les deux, trois mois. Durée des règles 4 jours, pertes peu abondantes ; quelques douleurs très légères en ce moment.

Jamais de perte rouge en dehors des règles.

Pas d'hydrorrhée.

La tumeur a bien diminué.

Hystérométrie = 9 centimètres.

Pas de gène de la miction ; un peu de constipation.

La marche n'est pas pénible.

Etat général excellent. — La malade a repris des forces ; pas de malaises ; peut vaquer à toutes ses affaires ; bon appétit.

Pas de sténose, pas d'atrésie.

Observation XII

Femme B... Marie, 44 ans, couturière, entrée le 29 mars 94, salle Sainte-Marie, lit n° 8.

Réglée à 16 ans régulièrement.

Coqueluche à 6 ans ; rougeole à 12 ans.

A 24 ans les règles deviennent très abondantes, elles durent quelquefois jusqu'à trois semaines. En même temps douleurs dans le bas-ventre et les reins.

Jamais de troubles vésicaux ni rectaux. Jamais de pertes en dehors des règles.

Est entrée à la Charité une première fois en 1882 à cause de ses pertes; elle a alors fait un séjour de 1 mois. Elle se rappelle qu'on lui avait mis *des crayons* (*1*) dans l'utérus et de la teinture d'iode. A sa sortie l'état était bien amélioré; pessaire qu'elle a gardé 6 mois.

Pendant 8 ans les règles sont restées normales; au bout de ce temps tout a recommencé.

La malade s'est mariée au mois de novembre 1893. Son état n'avait pas changé; elle perdait toujours très abondamment au moment de ses règles, mais jamais en dehors de celles-ci.

Depuis 6 mois les mictions sont fréquentes et causent une cuisson assez vive. — Selles régulières et normales.

Actuellement douleurs violentes dans le bas-ventre avec irradiations vers les cuisses.

Picotements au niveau de l'utérus.

Léger œdème des membres inférieurs remontant jusqu'aux genoux. Douleurs vives dans les mollets à la pression. Varices abondantes à cette région.

A la suite de la fatigue les genoux s'enflent facilement (la malade fait aller une machine à coudre environ 8 heures par jour).

Appétit conservé, mais défaillances fréquentes dans le courant de la journée; perte des forces.

Le ventre est douloureux à la pression, et particulièrement au niveau de l'utérus.

La palpation du bas-ventre ne révèle rien d'anormal.

Au toucher on sent dans le cul de sac postérieur une tumeur de la grosseur d'une orange faisant corps avec la paroi postérieure de l'utérus.

Hystérométrie = 7 centim. 1/2.

---

(1) Chlorure de zinc ?

31 Mars 94. — On dilate le col et on met un crayon au chlorure de zinc.

Réaction peu intense, quelques douleurs, pas de température.

7 avril 94. — La malade s'en va. Encore quelques légères douleurs, plus de pertes.

19 décembre 95. — La malade est revue. — Règles régulières, mais considérablement diminuées. La malade ne se voit plus dans la nécessité de se garnir, *elle pense que la ménopause est proche*. La durée est de 3 jours. Jamais de pertes rouges en dehors des règles.

Pas d'hydrorrhée, pas de pertes banches.

Pas de douleurs.

Pas de gène de la miction, ni de la défécation.

L'utérus est petit, la masse que l'on sentait en arrière a disparu.

L'œdème des membres inférieurs a en partie disparu.

La marche n'est plus pénible, bon appétit, plus de défaillances, état général restauré.

Hystérométrie = 6 centim.

Un peu de difficulté pour franchir l'orifice interne.

Pas de sténose, pas d'atrésie.

Observation XIII

Femme T... 46 ans, entrée le 1er novembre 94, salle Sainte-Thérèse, n. 7.

Bonne santé habituelle, 3 enfants.

La malade a toujours eu ses règles bien abondantes, qui duraient 10 jours.

En décembre 93, les règles reviennent tous les 10 ou 15 jours.

En juin 94 elle a une métrorrhagie de deux mois (ergotine, extrait fluide d'hydrastis, injections chaudes à 45°). — Amélioration.

Jamais de phénomènes de compression vésicale ou rectales. — Quelques coliques.

Douleurs assez vives dans les reins et le bas-ventre.

Examen. — On constate par le palper abdominal que l'utérus n'est pas sensiblement gros ; il s'élève cependant au-dessus de la symphyse pubienne, ce dont on se rend compte par le palper abdominal combiné au toucher vaginal.

Le col utérin est gros, allongé, épaissi.

Le 2 novembre, on le dilate d'abord modérément jusqu'au n° 25 d'Hégar et on fait une exploration à l'aide de la curette qui ramène des débris de caillots sphacélés, mais non des produits d'apparence épithéliomateuse.

On poursuivit la dilatation jusqu'à la bougie 40, de façon à pratiquer le toucher intra-utérin avec l'auriculaire.

Ce toucher révèle une surface lobulée, irrégulière de l'utérus, mais on ne constate par le toucher, la vue, l'odorat rien qui rappelle l'épithélioma.

M. Condamin fait le diagnostic de fibrôme et introduit en une seule séance *deux petits crayons au chlorure de zinc*, maintenus par une mèche.

Le 9 novembre on sent avec le doigt un polype fibreux faisant saillie dans l'intérieur de l'utérus.

On applique de nouveau deux petits crayons.

Ces crayons provoquent une sécrétion roussâtre, noirâtre composée de débris sphacélés.

14 décembre 95. — Nous revoyons la malade.

Elle nous dit que les hémorrhagies ont recommencé après la chute de l'eschare; quelles ont duré trois mois environ, se présentant d'une manière très irrégulière puisqu'elles sont allées à partir de ce moment en s'espaçant peu à peu jusqu'à l'intervalle mensuel normal.

Au moment où nous voyons la malade elle est régulièrement réglée, et ses règles sont normales.

Les douleurs ont complètement disparu.

Jamais d'hydrorrhée ; encore quelques pertes blanches.

Le volume de l'utérus est normal, les masses fibreuses paraissent avoir disparu.

Pas de gêne de la miction et de la défécation.

Etat général est devenu bon ; l'anémie a disparu peu à peu la malade a engraissé.

Hystérométrie = 7 centim.

Pas de sténose, pas d'atrésie.

Observation XIV

(Observation IX de la thèse de M. Repelin)

Femme R... Eugénie, 37 ans, entrée le 28 février 1893, salle Sainte-Marie, n° 12.

Réglée à 11 ans régulièrement ; pas d'enfant ni de fausse couche.

Depuis un an pertes aqueuses abondantes ; fatigues pendant la marche ; jamais d'hémorrhagies en dehors des règles qui étaient simplement un peu abondantes.

Fibrôme de la paroi antérieure de la grosseur d'un orange.

Dilatation avec les bougies de Hégar et crayon au chlorure de zinc le 3 mars 1893.

Douleurs pendant deux jours cessant avec l'usage de l'antipyrine ; pas de fièvre.

La malade part le 9 mars ne présentant pas de pertes.

Revue à la fin du mois, elle est très satisfaite ; plus d'hémorrhagie, ni d'hydrorrhée.

La malade entre de nouveau à la clinique le 28 juillet 1893 ; depuis deux mois les pertes sont revenues. *On place un nouveau crayon.*

Elle sort le 5 août 1893, beaucoup améliorée.

26 novembre 1895. La malade est revue.

Elle est toujours régulièrement réglée.

Ses règles ne durent que 1 jour.

Souffre un peu en ce moment.

L'hydrorrhée persiste encore quoique bien diminuée.

Le volume de la tumeur a un peu augmenté.

Pas de gène de la miction ni de la défécation.

Etat général très bon.

Appétit excellent.

Hystérométrie = 7 centimètres 1/2.

Pas de sténose, pas d'atrésie.

Observation XV

Femme M... Marie, 45 ans, entrée salle Ste-Thérèse, n° 5, en mars 1892.

Réglée régulièrement jusqu'en 1891.

A partir de ce moment les règles deviennent plus abondantes.

En mars 1892 elle commence un traitement régulier à l'ergotine pendant 3 à 4 mois.

Une métrorrhagie très forte étant survenue on lui fit des injections hypodermiques d'ergotine.

Anémie profonde.

La malade entre à la Charité où *pendant 6 semaines on traite son fibrôme par l'*ÉLECTRICITÉ. Ce traitement donne peu d'effet.

On fait une première cautérisation, en septembre 1892, *avec un crayon fixé sur un porte-coton*. On le laisse environ 1 heure.

Cavité utérine = 9 1/2.

Deux jours après on met un crayon définitif.

La malade sort n'ayant plus d'hémorrhagies.

Les règles ont repris leur abondance et leur durée normale sans qu'il y ait aucune colique ni aucun symptôme pouvant faire songer à une atrésie du col.

Cette amélioration s'est maintenue 14 mois.

Au bout de ce temps les règles sont devenues progressivement abondantes, quoique moins qu'elles ne l'étaient auparavant. Elles durent 4 jours au lieu de 2.

La malade rentre le 3 décembre pour éviter l'anémie grave de la première atteinte.

Dans les 8 jours qui suivent ses règles, hydrorrhée.

Le 4 décembre, dilatation et crayon au chlorure de zinc.

Le 13 décembre, deuxième crayon.

Le 24 décembre la malade sort.

Les règles sont moins abondantes, l'hydrorrhée a disparu.

Hystérométrie = 8 centim. 1/2.

21 novembre 94. — Les règles sont encore un peu abondantes quoique ayant diminué.

Pas de douleurs, pas d'hydrorrhée.

On met de nouveau à la malade 2 crayons.

Part le 14 décembre 94. — Règles normales.

26 décembre 95. — La malade est revue. L'amélioration s'est maintenue.

Les règles sont presque normales, pas de métrorrhagie.

Pas d'hydrorrhée, pas de douleurs.

Le volume de la tumeur remonte à 3 travers de doigt au-dessous de l'ombilic.

Pas de troubles de compression.

Etat général excellent.

Plus d'anémie, bon appétit.

Hystérométrie = 7 centim. 1/2.

Pas de sténose, pas d'atrésie.

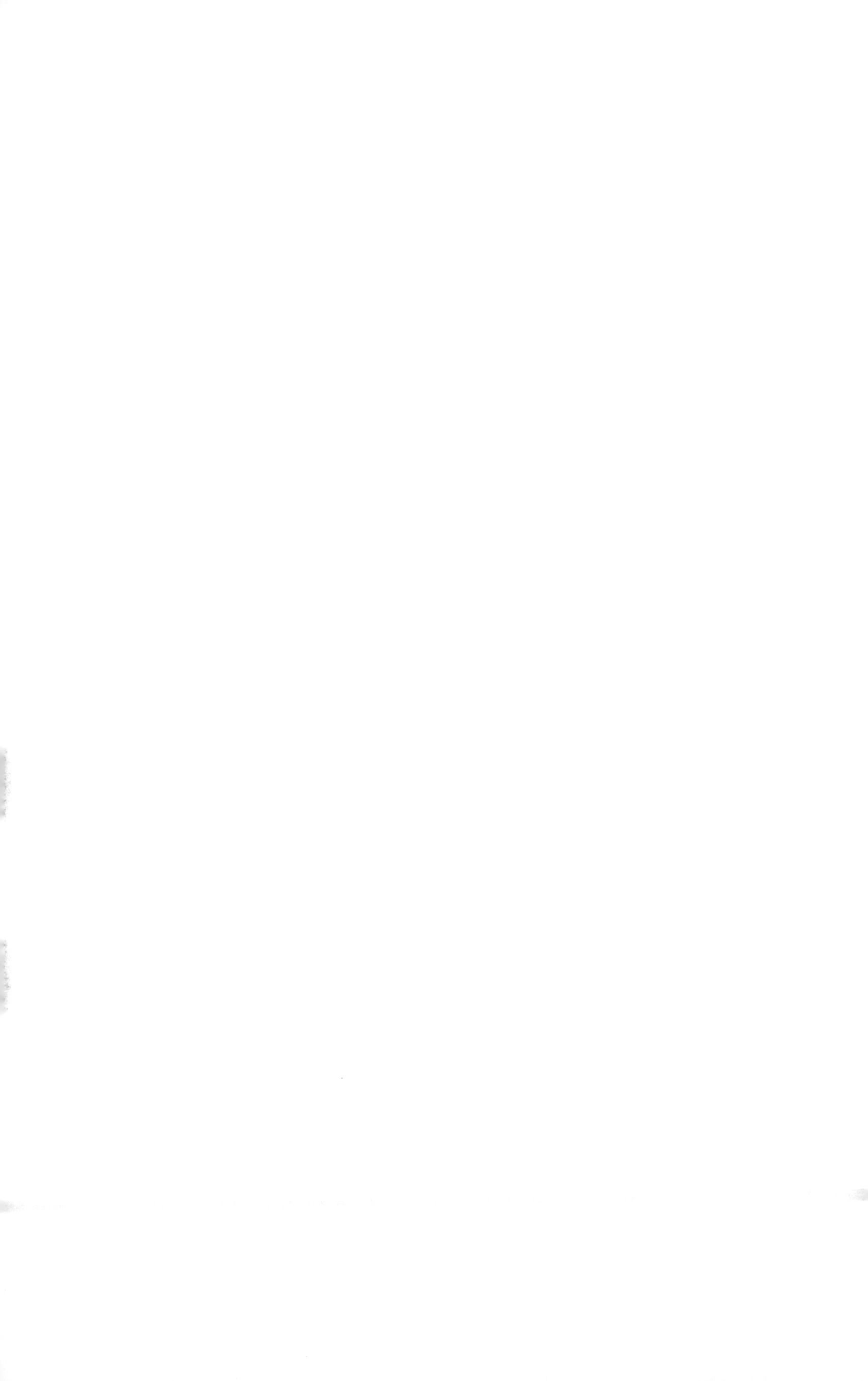

CONCLUSIONS

I. De toutes les méthodes palliatives employées dans le traitement de certains fibrômes utérins, la méthode de M. Laroyenne constitue la méthode de choix, par ses bons résultats immédiats et éloignés et par sa simplicité d'exécution qui la mettent à la portée de tous les praticiens.

II. Elle est rationnelle parce qu'elle est basée sur une idée aujourd'hui généralement admise : la régression de certains fibrômes après la ménopause.

III. Contrairement aux méthodes électrothéraipques, ce procédé est inoffensif et ne donne jamais lieu à l'atrésie du col si l'on emploie judicieusement le porte-crayon de M. le professeur Laroyenne.

IV. Presque toujours l'arrêt des hémorrhagies et de l'hydrorrhée s'est maintenu dans le lointain. Il en est de même de la disparition des douleurs. Quant au volume de la tumeur il a très souvent diminué et dans quelques cas, où celle-ci était petite, elle a même disparu.

TABLE DES MATIÈRES

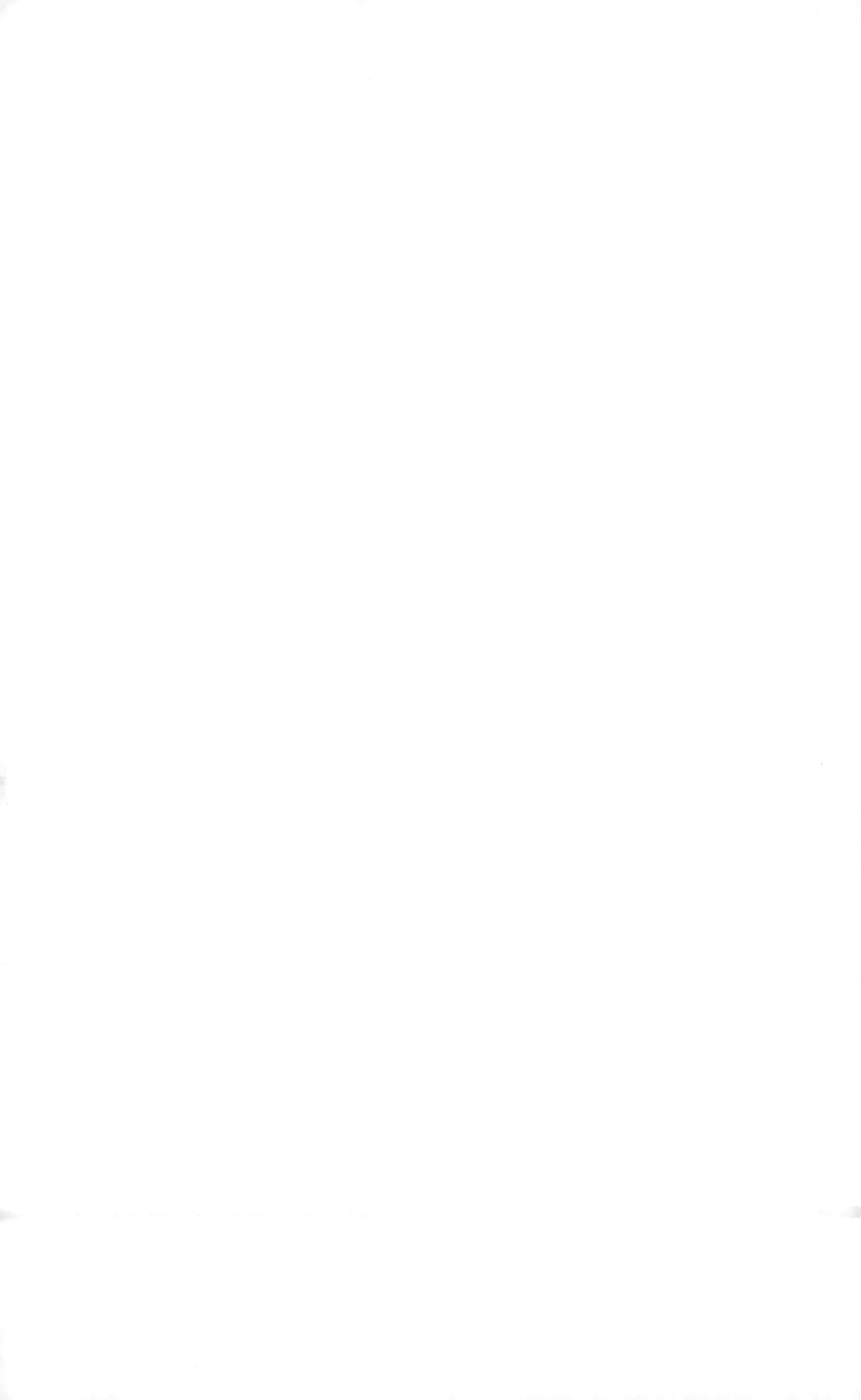

www.ingramcontent.com/pod-product-compliance
Ingram Content Group UK Ltd.
Pitfield, Milton Keynes, MK11 3LW, UK
UKHW021221230726
13926UKWH00003B/1157

9 782016 169414